ALTERNATIV HEILEN

Herausgegeben von Gerhard Riemann

Anette Frankenberger ist staatlich anerkannte Erzieherin und Paar- und Familientherapeutin. Seit 1982 arbeitet sie intensiv mit den Kalifornischen und den Bach-Blütenessenzen. Als anerkanntes Mitglied der kalifornischen »Flower Essence Society« ist sie durch Vortrags- und Seminartätigkeit in der Erwachsenenbildung engagiert.

Von Anette Frankenberger sind außerdem erschienen:

Die kalifornischen Blütenessenzen (Band 76036)
Blütenessenzen für Schwangerschaft und Geburt (Band 76096)
Blütenessenzen für Frauen (Band 76097)
Blütenessenzen für Schulkinder (Band 76098)
Blütenessenzen für Spiritualität, Traum und Kreativität (Band 76100)

Dieses Buch wurde auf chlor- und säurefreiem Papier gedruckt.

Originalausgabe Mai 1995

Umschlaggestaltung: Susannah zu Knyphausen, München
Satz: Orchid Project, München
Reproduktion: Franzis-Druck, München
Druck und Bindung: Appl, Wemding
Printed in Germany
ISBN 3-426-76099-7

5 4 3 2 1

Anette Frankenberger

Blütenessenzen für Partnerschaft und Sexualität

Knaur

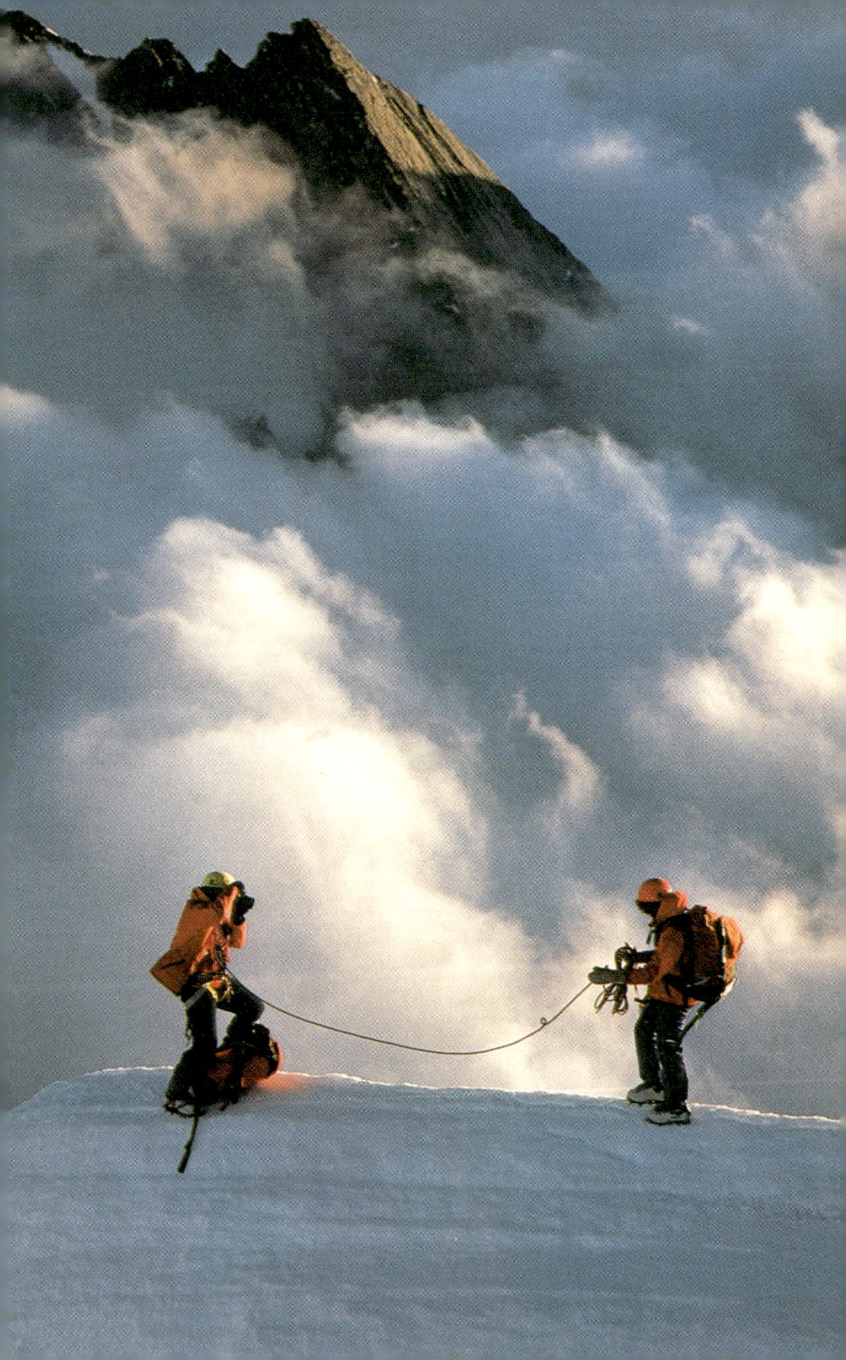

Doch lasset Raum zwischen eurem Beieinandersein und lasset Wind und Himmel tanzen zwischen euch. Liebet einander, doch macht die Liebe nicht zur Fessel: Schafft eher daraus ein webendes Meer zwischen den Ufern eurer Seelen. (...)

Stehet beieinander, doch nicht zu nahe beieinander: Denn die Säulen des Tempels stehen einzeln, und Eichbaum und Zypresse wachsen nicht im gegenseitigen Schatten.

Khalil Gibran

Inhalt

Einführung

Dieses Buch wendet sich an Frauen und Männer, die ihre Partnerschaft nicht dem Zufall überlassen wollen. An Paare, die eine sanfte Unterstützung suchen auf dem Weg zu einer geglückten Beziehung und zu einer erfüllten Sexualität. Mit einer Auswahl bestimmter Blütenessenzen zum Thema Partnerschaft und Sexualität will es eine kurze Einführung in die Blütentherapie geben. Das erleichtert den Einstieg in den Umgang mit Blütenessenzen. Auf diese Weise kann man sich Stück für Stück mit der Blütentherapie vertraut machen.

Die Blütentherapie nach Dr. Bach ist eine wunderbar einfache, natürliche und sanfte Methode, die primär nicht körperliche, sondern seelische Zustände behandelt. Aus wildwachsenden Blüten werden verschiedene Essenzen hergestellt, von denen jede auf eine ganz bestimmte Unausgeglichenheit der Persönlichkeit abgestimmt ist. Jede dieser Essenzen kann in uns »schlafende« innere Qualitäten wecken und harmonisiert auf diese Weise negative Gemütszustände wie Angst, Unsicherheit, Erschöpfung, Ungeduld und Streß. Von dieser seelischen Gesundheit profitiert dann auch unser Körper.

Eine gute und längerwährende Partnerschaft ist mit Arbeit verbunden. Statt gleich auseinanderzugehen, wenn es nicht mehr klappt, entdecken immer mehr Paare, daß es sich lohnt, in eine gute Beziehung zu investieren und darum zu kämpfen. Bei diesem Prozeß können die Blütenessenzen eine wertvolle Hilfe sein, um Verletzungen und Enttäuschungen zu überwinden, um mehr Klarheit über die eigenen Bedürfnisse und Vorstellungen zu erlangen und um letztendlich einen liebevolleren Umgang miteinander zu finden. Die Erfahrungen aus meiner Arbeit mit Paaren und Familien möchte ich in Form dieses kleinen Buches weitergeben, und ich hoffe, daß die Blüten noch vielen Menschen eine Hilfe und ein Begleiter sein werden.

Was ist Blütentherapie?

Der englische Arzt und Homöopath Dr. Edward Bach (1886–1936) entdeckte 1930 auf seiner Suche nach einem universellen und vollkommen unschädlichen Heilmittel, daß Essenzen aus bestimmten Blüten die Kraft haben, menschliche Gemütszustände zu harmonisieren und zum Positiven hin zu verwandeln. Durch seine eigene Krebserkrankung und Genesung hatte Bach selbst erfahren, wie wichtig die Harmonie der Seele für die körperliche Gesundheit eines Menschen ist. Daraus erwuchs die Erkenntnis, daß es nicht ausreicht, bei Krankheit nur den Körper in irgendeiner Weise zu behandeln, sondern daß für eine ganzheitliche Heilung gerade die Persönlichkeit des einzelnen und dessen Gemütsverfassung mit einbezogen werden müssen. Bach erkannte, wie vor ihm bereits Samuel Hahnemann (Begründer der Homöopathie), daß Krankheit allein in einer Disharmonie der Persönlichkeit ihren Ursprung hat. Damit sind vor allem Persönlichkeitsanteile wie Stolz, Grausamkeit, Haß, Eigenliebe, Unwissenheit, Unsicherheit und Habgier gemeint, die Edward Bach als die »eigentlichen Grundkrankheiten der Menschheit« bezeichnete. Ein Beibehalten solchen Verhaltens hat schädliche Auswirkungen auf unseren Körper und führt letztlich zu Krankheit. Somit ist Krankheit also kein Feind, den es unter allen Umständen zu bekämpfen gilt, sondern sie ist ein Korrektiv, das uns hilft, unsere eigentlichen menschlichen Qualitäten wiederzuentdecken und zu entwickeln. Die Seele ist nach Bach jener Teil in uns, der den göttlichen Funken verkörpert, das höhere Selbst, das weiß, welcher Weg für jeden einzelnen von uns der richtige ist, und uns z. B. durch Krankheit immer wieder darauf hinweist, daß wir von unserem eigentlichen Weg abgekommen sind.

Bach schreibt in seinem Aufsatz »Heile dich selbst«: »Krankheit, auch wenn sie grausam erscheint, ist im Grunde wohltätig und zu unserem Besten; und wenn wir sie recht verstehen, kann sie uns zu unseren wesentlichen Fehlern führen.«

Das ist der Punkt, an dem die Blütenessenzen ansetzen. In den meisten Fällen ist es aber so, daß wir keinen Zugang zu den Ursachen unserer Krankheit oder unseres Unwohlseins haben und daß es uns bei allem Bemühen nicht gelingt, herauszufinden, worauf uns dieser oder jener Zustand aufmerksam machen will. Und oft genug verändert sich an unserem körperlichen Zustand nichts oder nur wenig, obwohl wir meinen, den Grund dafür zu kennen.

Erstens liegt die Ursache mancher Krankheit im Unbewußten, denn wären wir uns vollkommen klar über unsere Schattenseiten und Verstrickungen, so wären wir nicht erkrankt. Und zweitens sind wir ja gerade bei unseren eigenen Themen und immer wiederkehrenden Geschichten »betriebsblind«, weil diese blinden Flecken von negativen Gefühlen und seelischen Verletzungen überlagert werden. Die Blütenessenzen sind also dazu da, uns bei diesem Prozeß der Selbsterkenntnis zu helfen. Sie können als eine Art Katalysator der Seele angesehen werden, da sie selbst keine Zustände hervorrufen können, die nicht in der betreffenden Person bereits angelegt sind. Vielmehr sind sie Schlüssel zu den Toren unseres Unterbewußtseins und helfen uns dabei, herauszufinden, wo das innere Ungleichgewicht liegt. Die Blütenessenzen sind in der Lage, den Zugang zu jener inneren Quelle wieder herzustellen, die Edward Bach den »inneren Arzt« nannte. Also zu jenem Teil unserer Seele, der den Weg aus der Krankheit kennt und uns auch helfen kann, aus uns selbst heraus wieder gesund und »heil« zu werden.

Bach hat erkannt, daß es für jeden Seelenzustand eine bestimmte Blüte gibt, die diesen Zustand ausgleichen und harmonisieren kann. Um mit Blütenessenzen zu arbeiten, ist es folglich völlig unerheblich, welche Krankheit der Mensch hat, vielmehr wird ausschließlich darauf geachtet, in welcher seelischen Verfassung er sich befindet. Man fragt also nach den Ängsten und Sorgen, welchen Stimmungen der Betreffende unterworfen ist und was er für Verhaltensweisen zeigt. Nach diesen Kriterien werden dann die entsprechenden Blütenessenzen ausgewählt und eingenommen.

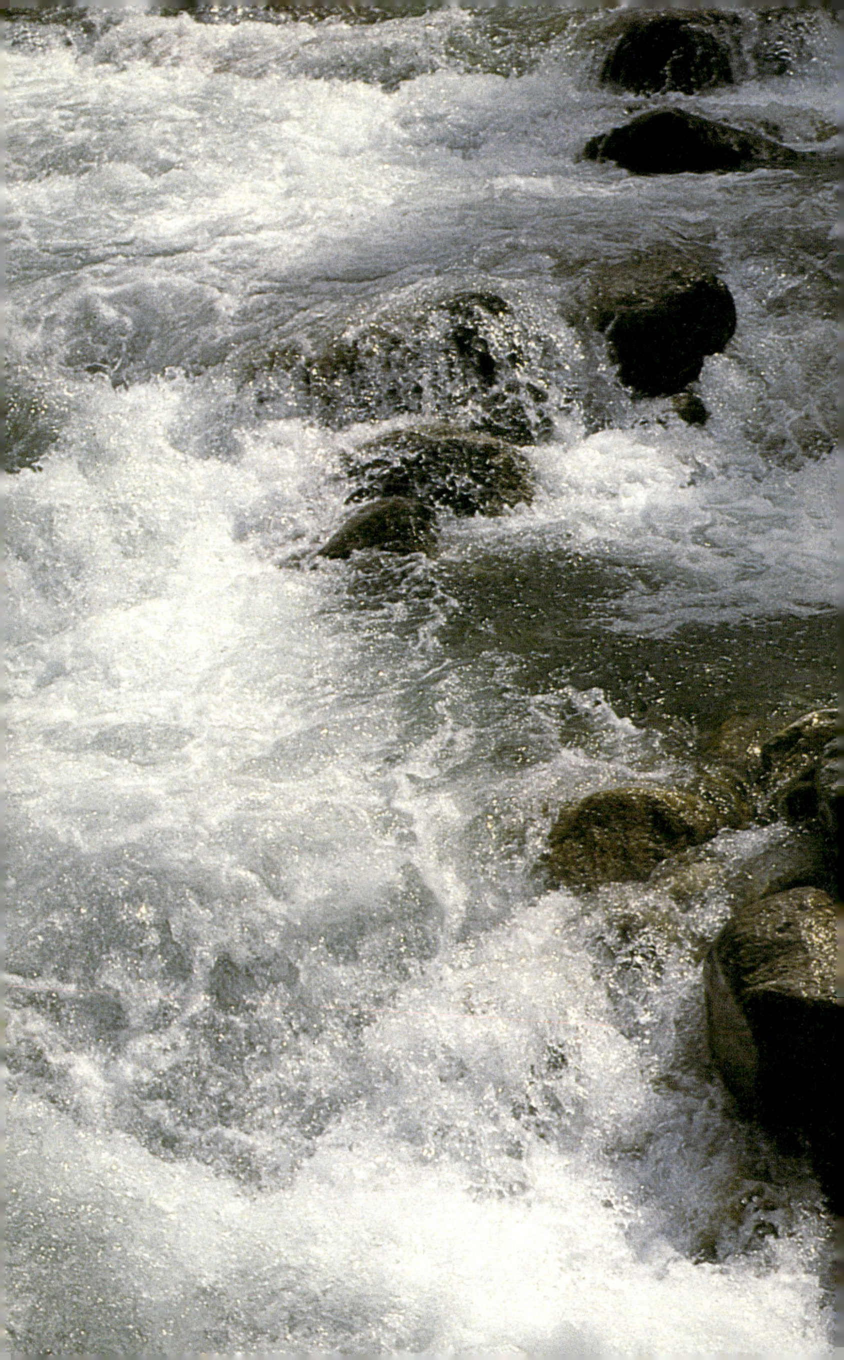

Was sind Blütenessenzen und wie kann man sich ihre Wirkung vorstellen?

Blütenessenzen sind Schwingungsheilmittel, die vorhandene Disharmonien auf einer extrem feinstofflichen Ebene ausgleichen können. Sie wirken nach dem Sender-und-Empfänger-Modell, d. h. eine bestimmte Blütenessenz hat eine ganz bestimmte Frequenz, die wiederum mit der Frequenz eines bestimmten Gemütszustandes übereinstimmt. Nimmt man diese Essenz ein, wird sie auf der seelischen Ebene auf ihr Äquivalent treffen und kann dann diese »Seelenfrequenz« wieder in ihren harmonischen Zustand zurückführen. Das erklärt auch, warum eine falsch diagnostizierte Blütenessenz keine Wirkung haben kann. Sie findet nichts entsprechend Disharmonisches vor und wird keine Veränderungen im Gefühlsleben des Menschen bewirken. Es ist also nicht möglich, mit Blütenessenzen einen Menschen zu manipulieren oder ihn in irgendeine von außen aufgesetzte Richtung zu zwingen. Blütenessenzen können ausschließlich harmonisierend wirken!

Blütenessenzen sind keine Drogen, die man einnehmen muß, um sich glücklich und ausgeglichen fühlen zu können. Auch kann man nicht davon abhängig werden oder in irgendeiner Form einen Schaden davontragen. Sie können keine negativen Gemütszustände hervorrufen oder gar körperliche Symptome erzeugen.

Die Blütenessenzen können nicht mit pharmazeutischen Medikamenten verglichen werden, da nur allerkleinste Konzentrationen verwendet werden und so ein chemisch-biologischer Effekt ausgeschlossen werden kann. Vielmehr arbeiten sie auf der Ebene von Schwingungen, vergleichbar mit den Klangvibrationen schöner Musik oder mit den Farbschwingungen großer Kunstwerke. Edward Bach wünschte sich, daß seine Essenzen in jeden Haushalt einziehen als Hilfe zur Selbsthilfe, als einfache, leicht verständliche und vor allem für den medizinischen Laien anwendbare Methode. Er wollte die Verantwortung für Gesundheit und seelisches Gleichgewicht wieder in die Hände jedes einzelnen zurückgeben. Sein Verständnis vom Beruf des Arztes war das eines Wegbegleiters und weisen Ratgebers, der mit seinem Patienten gemeinsam zu dessen Wohl Entscheidungen trifft oder auf bestimmte Möglichkeiten hinweist. Er wußte, daß letztendlich seine Patienten den Weg ihrer Heilung selbst beschreiten müssen. Bach verstand seine Essenzen als Begleiter, damit der Patient diesen Weg der Heilung und der Selbstverwirklichung nicht allein gehen muß.

»Wie Gott uns in seiner Gnade Nahrung zum Essen gegeben hat, so hat er unter die Blumen des Feldes schöne Pflanzen gesetzt, die uns heilen, wenn wir leidend sind.« (Aus: Edward Bach, »Heile dich selbst«)

Natürlich kann man solche Entwicklungsschritte auch ohne fremde Hilfe machen. In unserer Gesellschaft ist die Ansicht weit verbreitet, daß eine Entwicklung erst wertvoll ist, wenn wir sie ganz allein vollbracht und uns nach Möglichkeit auch richtig dabei gequält haben. Es war Bachs Intention, ein Heilmittel zu finden, das die Menschen in ihrer persönlichen

Entwicklung unterstützt. Er sah, wie seine Patienten sich unnötig quälten und oft lange, schmerzhafte Umwege gingen. Hierfür wollte er Hilfe schaffen. Er wünschte sich von ganzem Herzen, daß die Menschen es leichter haben und daß sie den direkten Weg wahrnehmen und gehen können, der vor ihren Füßen liegt.

In den Jahren meiner Arbeit mit den Blütenessenzen habe ich immer wieder beobachtet, daß diese wirklich in der Lage sind, manchen Entwicklungsschritt zu verkürzen, und helfen, schneller zur Ursache eines Problems vorzudringen. Freilich sollte man nicht wegen jeder Stimmungsschwankung irgendwelche Blütenessenzen nehmen. Aber da, wo wir immer wieder anstoßen und nicht weiterkommen, da, wo uns die gleichen Probleme immer wieder begegnen, da können die Blüten eine Hilfe sein, den Alltag besser zu bewältigen und insgesamt gelassener und glücklicher zu sein.

Blütentherapie ist ein Weg der Selbsterkenntnis. In dem Maße, wie die Blüten uns helfen, können wir auch ein Stück weiter gehen, wir lernen uns selbst besser zu beobachten und richtig einzuschätzen. Die Blüten können uns helfen, immer wieder über uns selbst hinauszuwachsen!

In den Jahren 1930–36 entdeckte Edward Bach 38 Blüten von verschiedenen Bäumen und anderen Pflanzen, die er für geeignet hielt, negative Gemütszustände zu harmonisieren.

Seit 1978 wurden von den Kaliforniern Richard Katz und Patricia Kaminski nach und nach weitere 96 Blütenpflanzen entdeckt, die die Arbeit von Edward Bach erweitern und ergänzen. Diese werden zur Unterscheidung von den Bach-Blütenessenzen die »Kalifornischen Blütenessenzen« genannt. Die Bezeichnung bezieht sich allein auf die beiden Entdecker, denn die meisten der neuen 96 Blüten wachsen auch in Europa oder sind sogar hier beheimatet.

Während die Bach-Blütenessenzen mehr auf die allgemeinmenschlichen Gemütszustände wirken, gehen die kalifornischen Essenzen besonders auf die Probleme ein, die der einzelne in der heutigen Gesellschaft und Umwelt hat. Da kalifornische Blütenessenzen den gleichen Grundprinzipien folgen wie die Bach-Blütenessenzen, lassen sich alle Essenzen gut miteinander kombinieren und mischen.

Wie findet man die richtige Mischung?

Um mit der Einnahme von Blütenessenzen zu beginnen, ist es zunächst einmal nicht erforderlich, gleich in die Ursachenforschung einzusteigen. Denn die Blütentherapie funktioniert nach dem Zwiebelprinzip: Man fängt ganz außen an und trägt dann Schicht für Schicht ab. Für eine richtige Diagnose bedeutet das, seine Wahrnehmung zunächst ganz auf das äußerlich Sichtbare zu lenken.

Unser Intellekt ist darauf geschult, alles Erkennbare sofort zuzuordnen, zu bewerten und nach Ursachen und Gründen zu suchen. Für die Suche nach den richtigen Blüten ist es nötig, den Intellekt kurzzeitig auszuschalten und in die »innere Achtsamkeit« zu gehen. Also einfach nur hinschauen

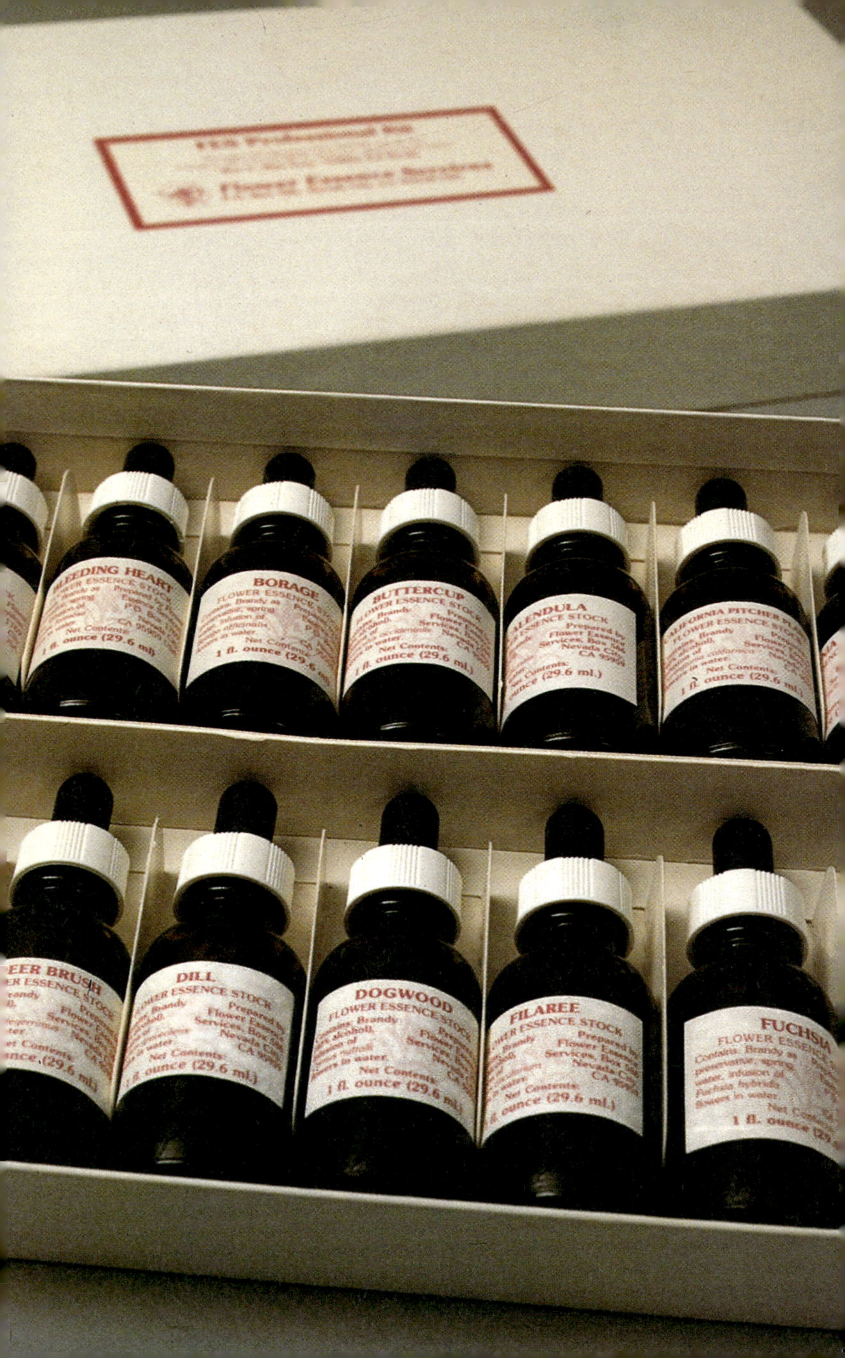
BORAGE
BUTTERCUP
DILL
DOGWOOD
FLOWER ESSENCE STOCK
FILAREE
FUCHSIA
Net Contents
1 fl. ounce (29.6 ml.)

und beobachten, was da ist – ohne zu bewerten. Aus dieser intuitiven Haltung heraus kann man folgende Fragen stellen:

- Was fühle ich/wie fühle ich mich? Z. B. ängstlich, unsicher, einsam ...
- Was fehlt mir/was brauche ich jetzt? Z. B. Vertrauen, Ruhe, Kraft ...
- Was stört/nervt mich?
- Was begegnet mir immer wieder/was wiederholt sich?

Auf der Suche nach der richtigen Blütenmischung ist es sinnvoll, dazu auch einen guten Freund zu befragen. Das sollte jemand sein, der uns liebevoll und klar die Wahrheit sagen darf. Menschen, die nur rücksichtsvoll und nett sind, bringen uns nicht weiter!

Außerdem ist es wichtig, daß wir bei aller Selbsterforschung nicht den Humor verlieren. Um sich selbst auf die Schliche zu kommen, ist es hilfreich, innerlich einen Schritt zurückzutreten. Manches Problem verliert an Schwere, wenn wir es aus etwas Abstand betrachten und dabei auch über uns selbst lachen können.

Aus den gewonnenen Erkenntnissen zeigt sich dann, welche Blüten zu der gegenwärtigen Situation passen und eingenommen werden sollten. Man kann bis zu sechs Essenzen untereinander mischen, dabei sollte man darauf achten, daß sich so etwas wie ein »roter Faden« durch die Blütenmischung zieht. Das heißt, die Blüten sollen auf die vorrangigen Probleme eingehen, die von dem Betreffenden jetzt, in diesem Moment als schwierig und belastend erlebt werden. Es ist nicht sinnvoll, für jede vorübergehende Stimmung Blütenessenzen einzunehmen!

Woran erkennt man die Wirkung der Blütenessenzen?

Sind die Essenzen richtig ausgesucht, kann man sehr bald eine deutliche Veränderung der persönlichen Situation beobachten. Die meisten Menschen berichten nach der ersten Einnahme von Blütenessenzen von einem Gefühl der Leichtigkeit und Unbeschwertheit. Die subjektive Wahrnehmung verwandelt sich, und oftmals löst sich die Schwere einer Situation auf, und neue Perspektiven ergeben sich. Man kann auch ein Gefühl einer heiteren Gelassenheit beobachten oder der inneren Distanz zu den Situationen, in die man vorher buchstäblich verwickelt war. Es ist, wie wenn die Blüten uns herausheben und wir unsere Lebenssituation quasi von oben betrachten. Von dort sieht alles ganz anders aus, und wir können entdecken, wie eine mögliche Lösung des Problems aussieht.

Von der Gesundheit der Seele profitiert natürlich auch unser Körper. Viele Menschen berichten von dem Verschwinden bestimmter körperlicher Symptome, mit denen sie sich bereits abgefunden hatten. Das gibt ihnen den Mut, den eingeschlagenen Weg weiterzugehen und sich tiefer auf die Blütenessenzen einzulassen.

Es läßt sich eine eindeutige Entwicklung beobachten, und wenn die oberste Schicht abgetragen, also verarbeitet ist, treten nach einigen Wochen manchmal die darunter liegenden Seelenschichten zutage. Das ist ein deutlicher Hinweis, die Blütenmischung zu verändern. Die Blüten sollen mit der persönlichen Veränderung mitgehen und der neuen Gemütsverfassung angepaßt werden.

Zeigt sich nach spätestens 14 Tagen keinerlei Veränderung, kann man davon ausgehen, daß die Blütenmischung falsch ausgewählt wurde oder daß eine wichtige Blütenessenz fehlt. Die gegenwärtige Mischung muß also noch einmal vollständig überprüft werden.

Da die Blütentherapie eine unter vielen Möglichkeiten ist und kein Allheilmittel, kann es natürlich auch vorkommen, daß der eine oder andere nicht auf Blütenessenzen reagiert. Dann ist es sinnvoll, nach anderen Methoden zu suchen.

Anwendung und Dosierung

Blütenessenzen sind grundsätzlich gut verträglich und gehen keinerlei Wechselwirkung mit anderen Methoden oder Mitteln ein. Sie können keine körperlichen Symptome erzeugen und sind absolut unschädlich. Da die Essenzen auf einer extrem feinstofflichen Ebene wirken, ist eine Überdosierung nicht möglich.

Die Blütenessenzen erhalten Sie in Apotheken (siehe Hinweise am Ende des Buches) in sogenannten Stockbottles.

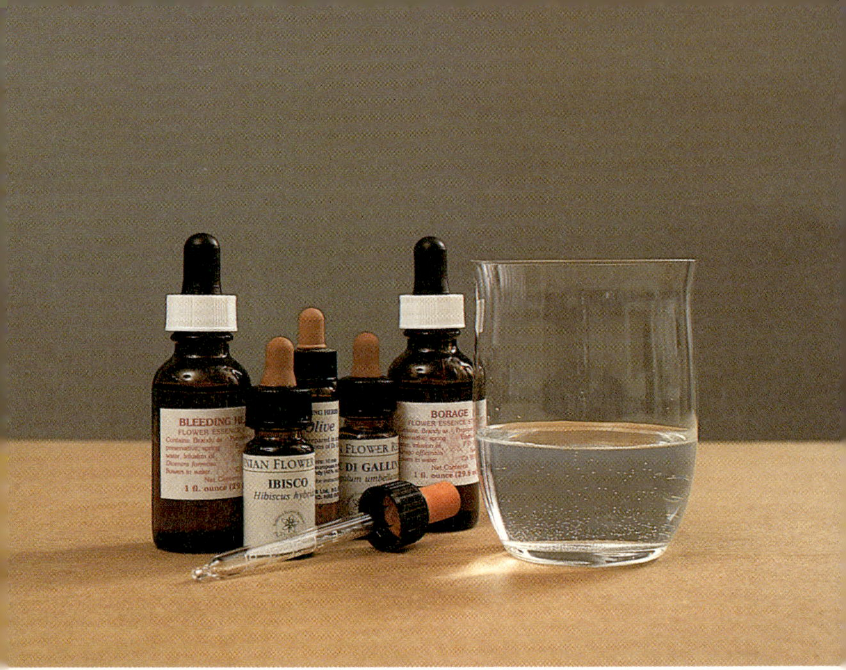
BORAGE
IBISCO
Olive

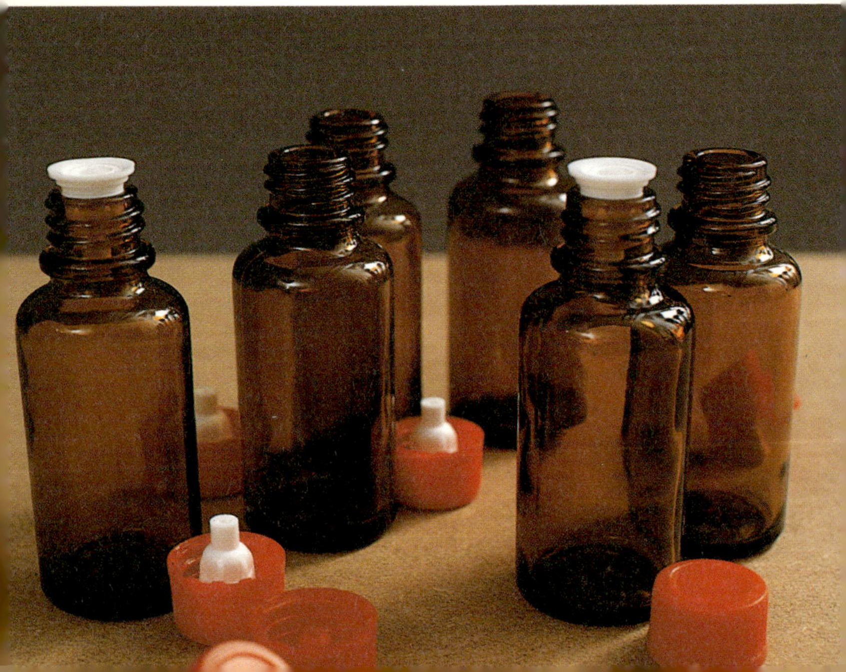

Das sind die Vorratsflaschen mit den Blütenessenzen, die dann aber erst auf Einnahmequalität verdünnt werden müssen.

Einnahme

In ein 30-ml-Fläschchen, das zu 1/3 mit Brandy (oder einem anderen etwa 43%igen Alkohol), zu 2/3 mit Quellwasser gefüllt ist, werden je drei Tropfen aus der Vorratsflasche (oder Stockbottle) der ausgewählten Essenzen gegeben. Wenn Alkohol nicht vertragen wird, kann statt dessen Obstessig genommen werden. Aus dem so zubereiteten Fläschchen nimmt man 4x tägl. vier Tropfen. Wenn der Wunsch nach einer häufigeren Einnahme besteht, soll man diesem »Bedürfnis der Seele« ruhig nachgeben. (Auf Wunsch stellen auch manche Apotheken solche Einnahmeflaschen her.)

In akuten Fällen ist es wirkungsvoller, von den ausgewählten Essenzen jeweils 1–2 Tropfen in ein Glas Wasser oder irgendein anderes Getränk zu geben. Diese Mischung wird dann in Abständen von 5–10 Minuten schluckweise eingenommen. Sobald eine Besserung eintritt, können die Abstände der Einnahme langsam vergrößert werden. Eventuell kann dann auch eine andere Mischung nötig werden.

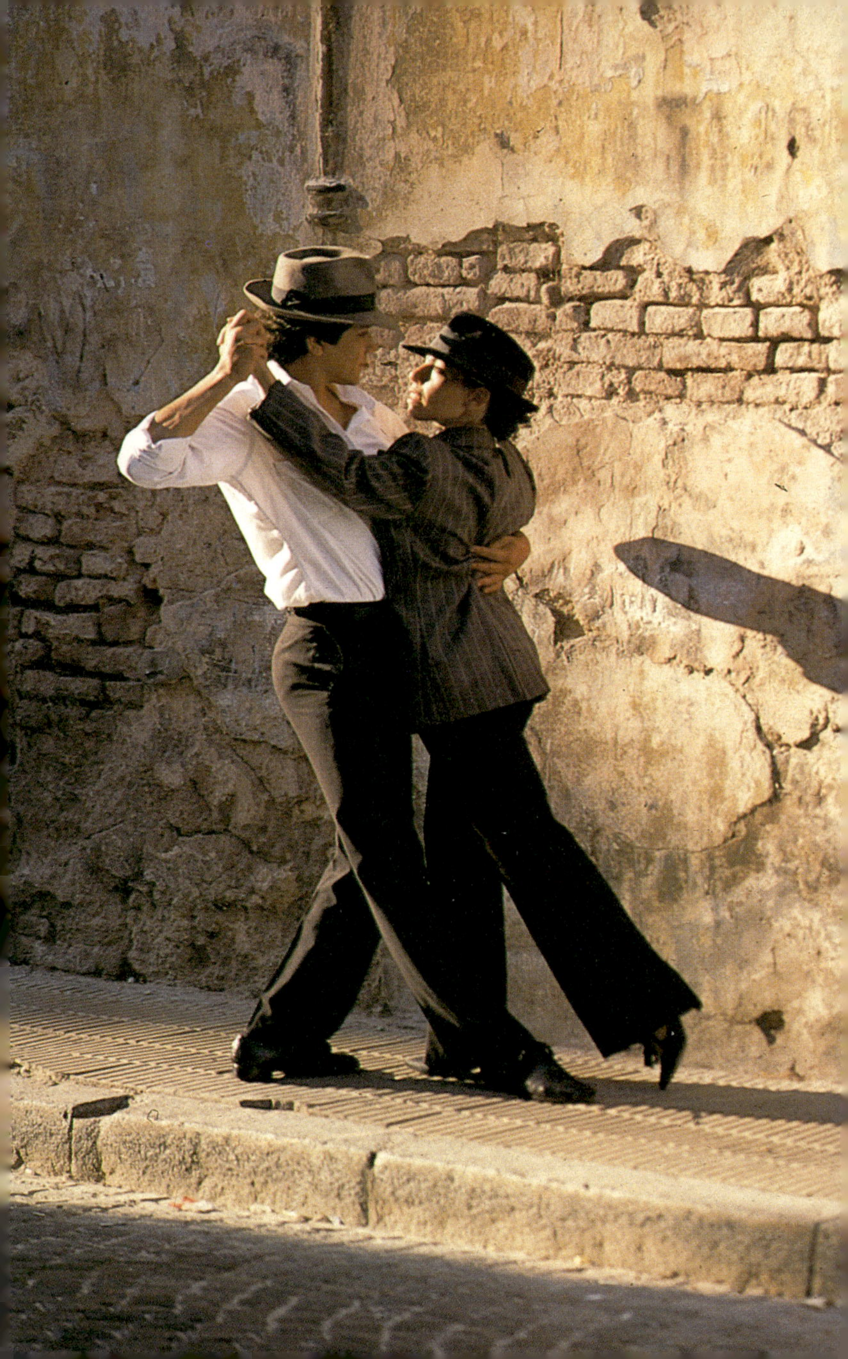

Lieben und Geliebtwerden

Wir alle sehnen uns nach unkomplizierten Beziehungen und ungetrübten Gefühlen, nach Geliebt- und Anerkanntsein. Wenn zwei Menschen sich zueinander hingezogen fühlen, begegnen sich nicht zwei unbeschriebene Wesen, sondern jeder von ihnen trägt einen Rucksack, dessen Inhalt aus der eigenen Familie stammt. Hierin befinden sich Muster, wie Menschen miteinander umzugehen haben, wie Mann und Frau zueinander in Beziehung stehen und auch alte Verletzungen und Kränkungen aus der Kindheit. Jeder von den beiden hat verschiedene Spielregeln aus seiner eigenen Familie mitgebracht, die häufig im Widerspruch zu denen des Partners stehen, und es entstehen unvermeidliche Mißverständnisse und Konflikte.

Um neue gemeinsame Regeln zu finden und um im Zusammenleben nicht immer wieder über den Rucksackinhalt zu fallen, müssen die Paare lernen, miteinander zu reden. Das Wichtigste für eine gesunde Partnerschaft ist eine offene Kommunikation, in der jeder von sich selbst und seinen Bedürfnissen sprechen kann und in der die Bereitschaft zum gegenseitigen Zuhören vorhanden ist.

Kompromißbereitschaft und Nachsichtigkeit sind die Grundvoraussetzungen für eine andauernde Beziehung, denn der Partner wird immer auch ungeliebte Eigenschaften an sich haben. Wir müssen aufhören, vom anderen zu ver-

langen, so zu reagieren und so Probleme zu lösen, wie wir es selbst in der entsprechenden Situation tun würden. Nur wenn wir die gegenseitige Unterschiedlichkeit anerkennen und als solche auch unverändert lassen können, ist es möglich, einen Weg gemeinsam zu gehen – eine Entwicklung zusammen zu machen.
Dabei wollen die im folgenden genannten Blütenessenzen eine Unterstützung anbieten.

Holly *Stechpalme*

Holly ist eine der wichtigsten Essenzen in der Arbeit mit Paaren. Diese Blüte steht für die Liebe im weitesten Sinn und hat einen stark verbindenden Charakter. Eingesetzt wird die Essenz bei Eifersucht, Neid, unterdrückter Wut und Haßgefühlen, also bei allem, was der Liebe entgegensteht. Holly stärkt das Verständnis für sich selbst und auch für den Partner, sie ermöglicht einen liebevolleren Umgang untereinander. Holly unterstützt auch die Möglichkeit, sich selbst anzunehmen und zu lieben. Das ist die wichtigste Voraussetzung, um die Liebe eines anderen Menschen überhaupt annehmen zu können.

Hinweis: Nimmt ein Paar gemeinsam Blütenessenzen, so werden jeweils die individuellen Essenzen jedes einzelnen gemischt, und als verbindende Essenz wird in jedes Fläschchen Holly gegeben.

Mariposa Lily *Mormonentulpe*

Mariposa Lily wird eingesetzt bei einem tiefgreifenden Gefühl des Ungewollt- und Ungeliebtseins. Dies steht häufig im Zusammenhang mit einer negativ besetzten Beziehung zur Mutter. In einer Partnerschaft werden solche Empfindungen durch Projektionen auf den Partner lebendig. Mariposa Lily klärt die Beziehung zur Mutter und kann Gefühle der Verlassenheit und des Ausgestoßenseins lösen.

Centaury *Tausendgüldenkraut*

Centaury hilft jenen Menschen, die sich in einer Partnerschaft völlig unterordnen. Sie können nicht nein sagen und tun viele Dinge, die sie eigentlich gar nicht tun wollen. Aber aus Angst vor Liebesentzug und Konflikt stecken sie ihre eigenen Bedürfnisse zurück. Sie sind stets für ihren Partner da, in der Hoffnung, dadurch anerkannt und geliebt zu werden. Manche bringen es so weit, daß sie anderen jeden Wunsch von den Augen ablesen können und sich dabei selbst ganz vergessen. Erst wenn sie sich ausgelaugt und ausgenützt fühlen, merken sie, daß irgend etwas nicht in Ordnung ist. Centaury unterstützt die Fähigkeit, sich abzugrenzen und auch eigene Interessen vor anderen durchzusetzen. Die Blüte begleitet den »hilflosen Helfer« auf dem Weg zu einem hilfsbereiten Menschen, der seine Grenzen kennt und achtsam mit sich selbst umgeht.

Bleeding Heart *Tränendes Herz (Abb. rechte Seite)*

Bleeding Heart ist, wie ihr Name schon sagt, eine Essenz für Liebeskummer und Trauer über den Verlust eines geliebten Menschen, sei es durch Trennung oder Tod.

Außerdem beschreibt Bleeding Heart die Charakteristik eines Menschen, der seine eigene Persönlichkeit nahezu aufgibt, um sich ganz einem geliebten Menschen zu widmen. Solche Menschen machen sich völlig abhängig von ihrem Partner, werden unselbständig, und ihre eigene Persönlichkeit verblaßt zunehmend. Bleeding Heart unterstützt die Eigenständigkeit eines Menschen innerhalb einer Beziehung und ermöglicht dadurch wieder mehr Farbigkeit und Lebendigkeit in der Partnerschaft.

Chicory *Wegwarte*

Chicory-Menschen sind sehr besitzergreifend und fordernd in ihrer Liebe zu anderen. Sie wollen stets das Beste für ihren Partner, mischen sich in alles ein und geben gutgemeinte Ratschläge. Für ihr aufopferndes Verhalten erwarten sie entsprechenden Dank – wenn dieser ausbleibt, werden sie leidend und setzen so den Partner unter Druck. Chicory ermöglicht den Menschen, zu erkennen, daß die Liebe ein Kind der Freiheit ist und daß man seinen Partner nicht nach eigenen Vorstellungen manipulieren kann. Chicory hilft, geliebte Menschen loszulassen und sie ihre eigenen Wege ge-

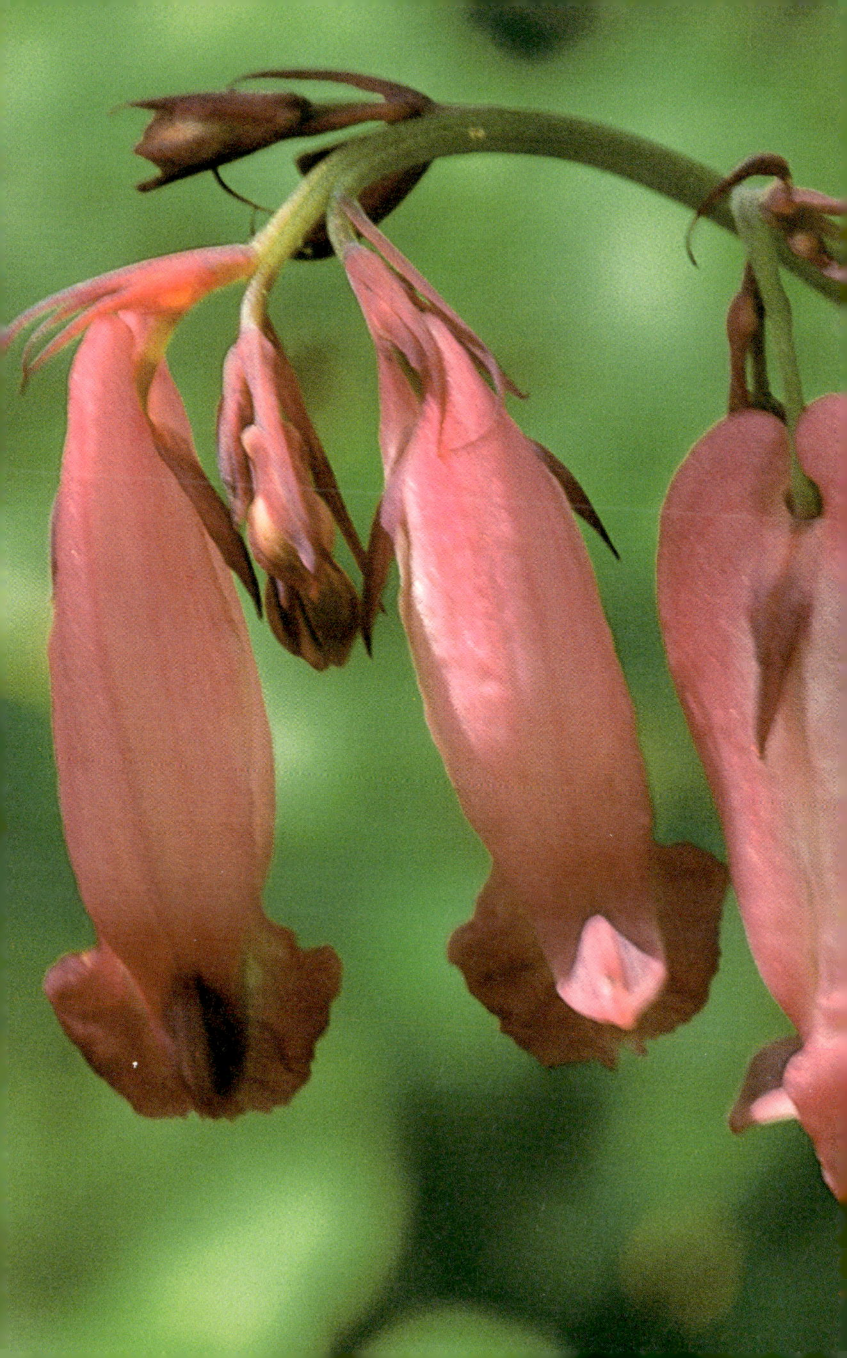

hen zu lassen, denn zu einer gesunden Beziehung gehören zwei eigenständige Menschen.

Mallow *Wilde Malve (Abb. rechte Seite)*

Mallow hilft Menschen, die schwer Freunde oder einen Partner finden, weil sie sich nicht trauen, ihre Gefühle zu zeigen. Sie sind schüchtern und halten sich für nicht liebenswert. Aus Angst vor Zurückweisung verbergen sie ihre Gefühle. Sie sehnen sich nach der Nähe eines Menschen, ohne diesen Wunsch ausdrücken zu können. Deshalb wirken sie häufig sehr förmlich oder gehemmt. Mallow unterstützt die Selbstsicherheit, so daß diese Menschen die inneren Barrieren zu anderen überwinden und ihre wahren Gefühle der Zuneigung offen zeigen können.

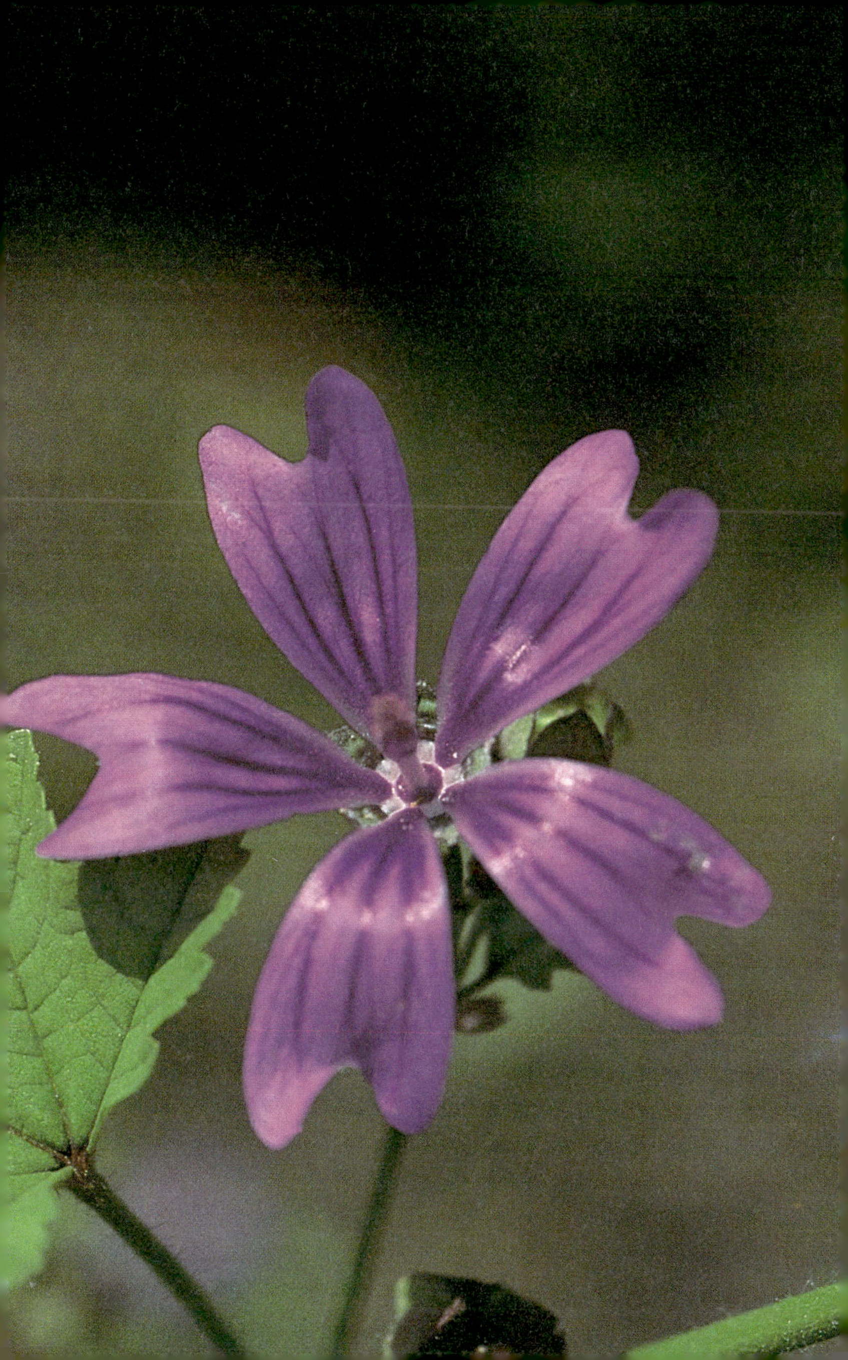

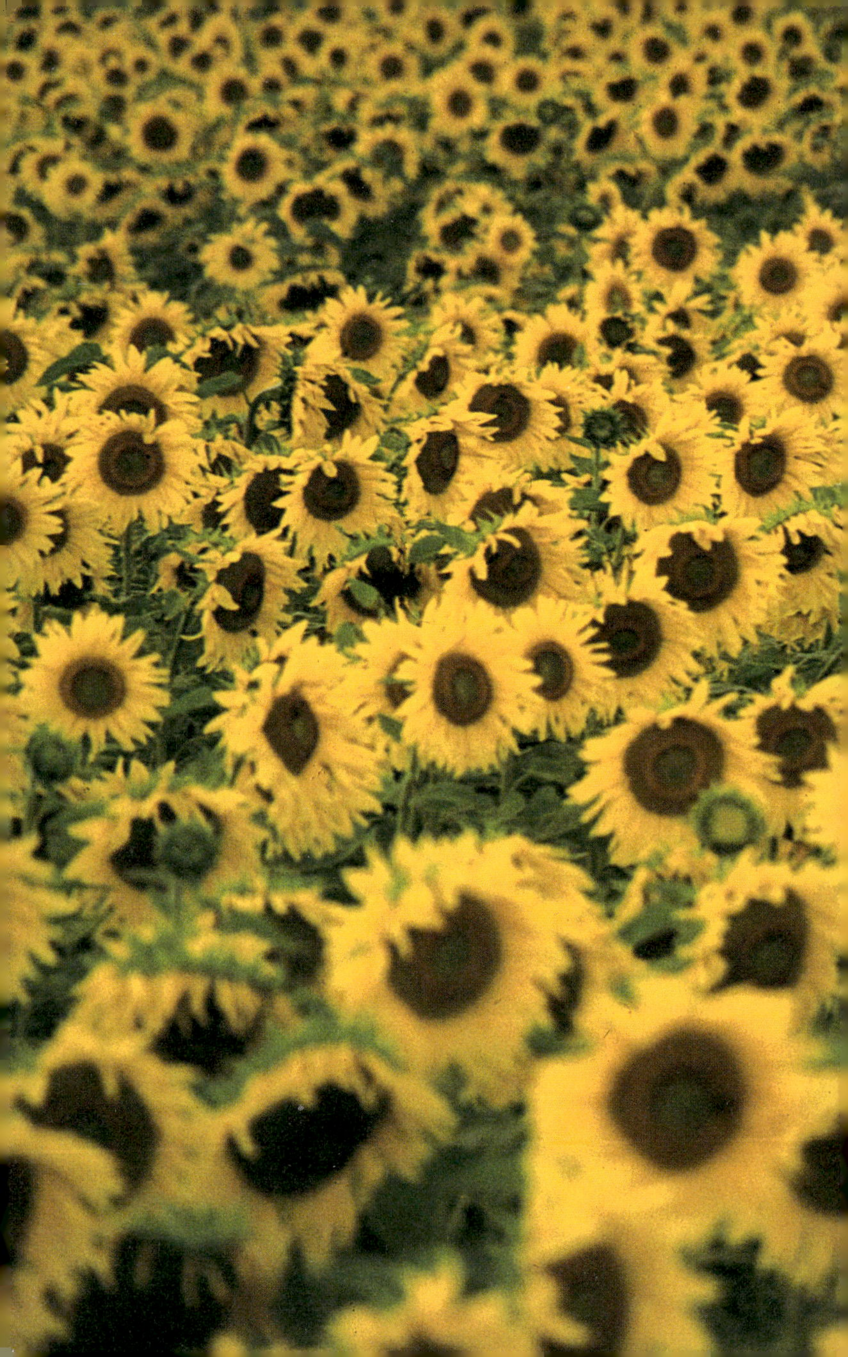

Macht und Ohnmacht

Sunflower *Sonnenblume (Abb. linke Seite)*

Sunflower symbolisiert das archetypisch Männliche und Väterliche. Männer, die eine belastete Beziehung zu ihrem Vater haben, haben häufig auch Schwierigkeiten, sich in ihrer eigenen Rolle als Mann, Ehemann oder Vater zurechtzufinden. Sunflower stärkt die Ich-Kräfte und ist besonders geeignet, wenn jemand zwischen Überheblichkeit und Selbstverleugnung hin- und herschwankt.

Auch Frauen hilft Sunflower, sich mit der Vaterbeziehung und mit den eigenen männlichen Anteilen zu versöhnen. Das kann zur Klärung von vielen Problemen zwischen Mann und Frau beitragen.

Scarlet Monkeyflower *Scharlachrote Gauklerblume*

Scarlet Monkeyflower ist angezeigt, wenn einer oder auch beide Partner große Angst vor starken Gefühlen wie Wut und Zorn haben. Die Wut wird zurückgehalten und unter den Teppich gekehrt, so lange bis sie an einer völlig unpassenden Stelle zum Ausbruch kommt. Wenn man sich lange genug zusammengerissen hat, kann so ein Wutausbruch sehr zerstörerisch sein. Dadurch erschrecken die Betreffenden so sehr vor ihren eigenen Gefühlen, daß sie beschließen, sich noch mehr zu kontrollieren.

Andererseits paßt Scarlet Monkeyflower auch zu Paaren, die jedem Streit aus dem Weg gehen und jede zornige Gefühlsäußerung unterdrücken. Diese Essenz hilft, solche Gefühle in sich zu erkennen und sie an der richtigen Stelle auch zum Ausdruck zu bringen. Auf diese Weise kann man lernen, zu seinem Ärger zu stehen, und gewinnt Zugang zu der positiven und vorantreibenden Kraft einer gesunden Wut. Emotionen zuzulassen heißt, nicht jeder Destruktivität freien Lauf zu lassen! Vielmehr lehrt die Blüte, daß Wut und Zorn in vielen Fällen sinnvoll und überlebensnotwendig sind.

Mountain Pride *Newberries Bartfaden (Abb. rechte Seite)*

Mountain-Pride-Menschen sind grenzenlos konfliktscheu und gehen zunächst den Weg des geringsten Widerstandes. Es ist einfach unmöglich, sich mit ihnen zu streiten, und man hat den Eindruck, daß ihnen manche Ecken und Kanten fehlen. Häufig fliehen sie vor notwendigen Auseinandersetzungen, bis das Leben selbst sie zu den notwendigen Schritten zwingt. Oft genug ist dann der Zug einfach abgefahren und manche Chance verpaßt. Auch das nehmen sie schulterzuckend hin. Mountain Pride weckt den Kampfgeist und den Mut, sich z. B. für eine Freundschaft oder Liebesbeziehung einzusetzen oder sich allgemein den Herausforderungen des Lebens zu stellen. Konflikte und Auseinandersetzungen wirken nicht mehr beängstigend, sondern können als entwicklungsfördernd erlebt und angenommen werden.

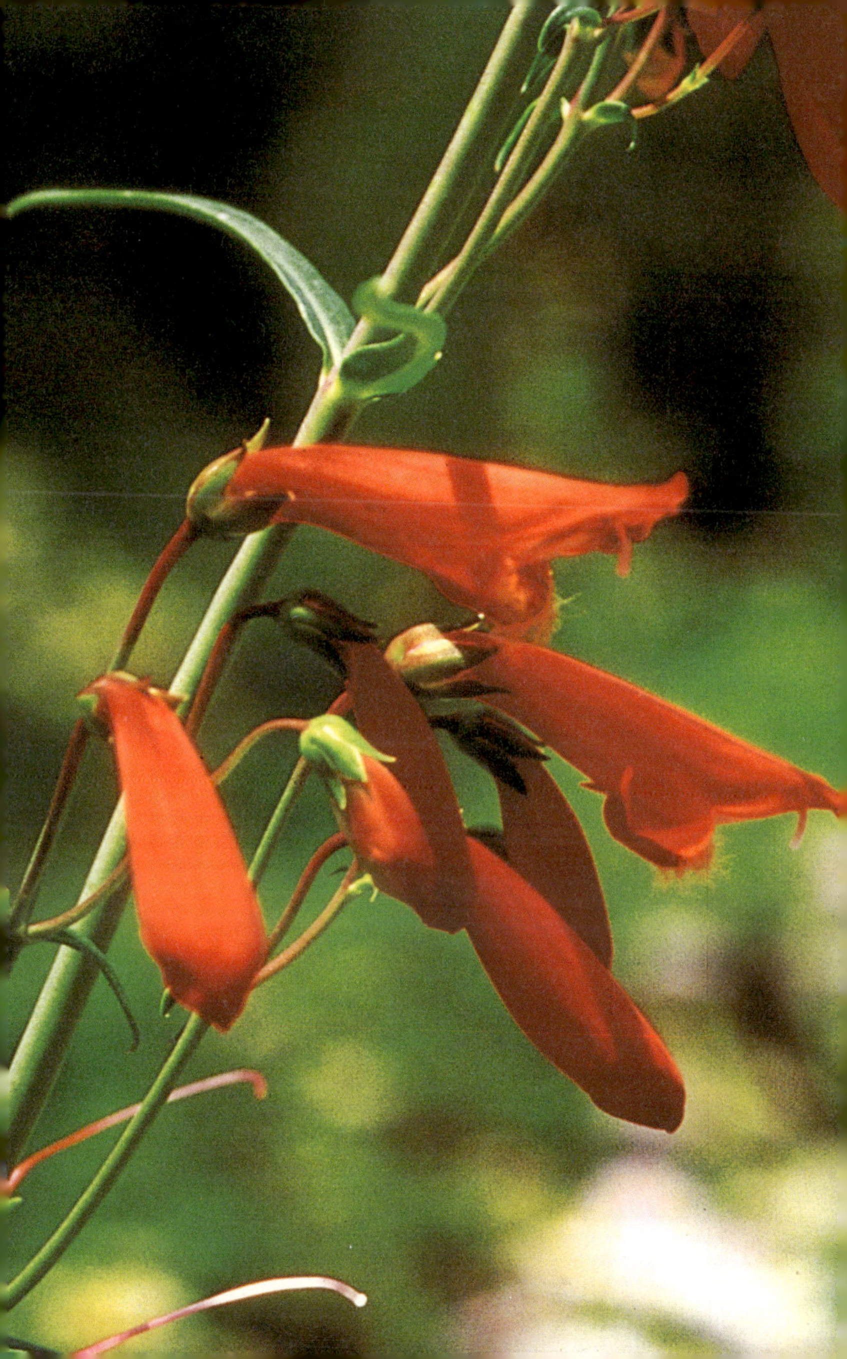

Trillium *Dreiblatt*

Wenn es bei einem Paar darum geht, wer die Macht hat, ist das ein Anzeichen für Trillium. Dabei können sehr viele Kriterien eine Rolle spielen: der mächtigere Partner kann sein, wer mehr Geld verdient, wer schöner ist, wer wortgewandter und streitfreudiger ist oder auch wer am meisten behindert oder krank ist. Das Spiel mit der Macht wird selten offen ausgetragen, viel häufiger läuft es unterschwellig und verdeckt ab. Trillium eröffnet die Möglichkeit, seine eigenen Stärken und Fähigkeiten dem gemeinschaftlichen Leben unterzuordnen und dadurch dem Partner zu dienen. Die wiedererlangte Hingabefähigkeit kann auch dabei helfen, die Einsamkeit zu überwinden.

Vine *Weinrebe*

Vine-Menschen haben eine starke, fordernde Persönlichkeit und neigen dazu, andere zu unterdrücken und zu bevormunden. Wenn es um die Durchsetzung ihres Willens geht, können sie ihre ganze Kraft einsetzen und nehmen dabei nur wenig Rücksicht auf andere. Vine fördert die Rücksichtnahme auf die Bedürfnisse und Wünsche der Mitmenschen.

Wenn in einer Partnerschaft die Unterdrückung eines Menschen möglich ist, gehört natürlich auch jemand dazu, der sich unterdrücken läßt. Deshalb findet man in der Praxis häufig die Kombination Vine oder Trillium für einen Partner und entsprechend Centaury für den anderen.

Penstemon *Davidsons Bartfaden*

Wenn Menschen sehr lange in einer extrem belastenden Beziehung leben und keine Kraft mehr haben, diese Umstände weiter auszuhalten, kann Penstemon eine hilfreiche Blüte sein. Das kommt vor, wenn ein Partner schwer erkrankt und keinen Mut mehr zum Leben hat oder auch wenn man einen geliebten Menschen lange Zeit pflegen muß und ungewöhnlich hohen Belastungen ausgesetzt ist.

Aber auch in der Trennungsphase einer Beziehung kann Penstemon angezeigt sein. Allgemein gibt Penstemon Kraft und Durchhaltevermögen in schwierigsten Lebensumständen. Die Blüte hilft, sich trotz aller Herausforderungen des Lebens behütet und getragen zu wissen.

Sweet Chestnut *Edelkastanie*

In fast jeder Beziehung kommt das Paar einmal an einen Punkt, wo nichts mehr weitergeht. Für Menschen, die dann mit großer Verzweiflung und völliger Ratlosigkeit reagieren, ist Sweet Chestnut eine wichtige Essenz. Sie ist angezeigt, wenn die Grenzen des Erträglichen überschritten sind und man sich nur noch wünscht, alles hinter sich lassen zu können. Sweet Chestnut schenkt die Hoffnung, daß am Ende des Tunnels wieder Licht zu finden sei, und verhindert, daß man die Verzweiflung in sich vergräbt, wo sie großen Schaden anrichten kann.

Pine *Kiefer (Abb. rechte Seite)*

Pine ist angezeigt, wenn man stark unter Schuldgefühlen leidet. Pine-Menschen fühlen sich auch noch für die Fehler ihrer Partner oder Mitarbeiter verantwortlich und beziehen die Schuld dafür schnell auf sich selbst. Sie haben ständig das Gefühl, etwas falsch gemacht zu haben, und reagieren dann mit einem schlechten Gewissen. In vielen Beziehungen übernimmt einer die vermeintliche Schuld und das schlechte Gewissen für beide zusammen. Pine hilft, sich selbst die eigenen, oft längst vergangenen Fehler zu vergeben und mit der Selbstanklage aufzuhören.

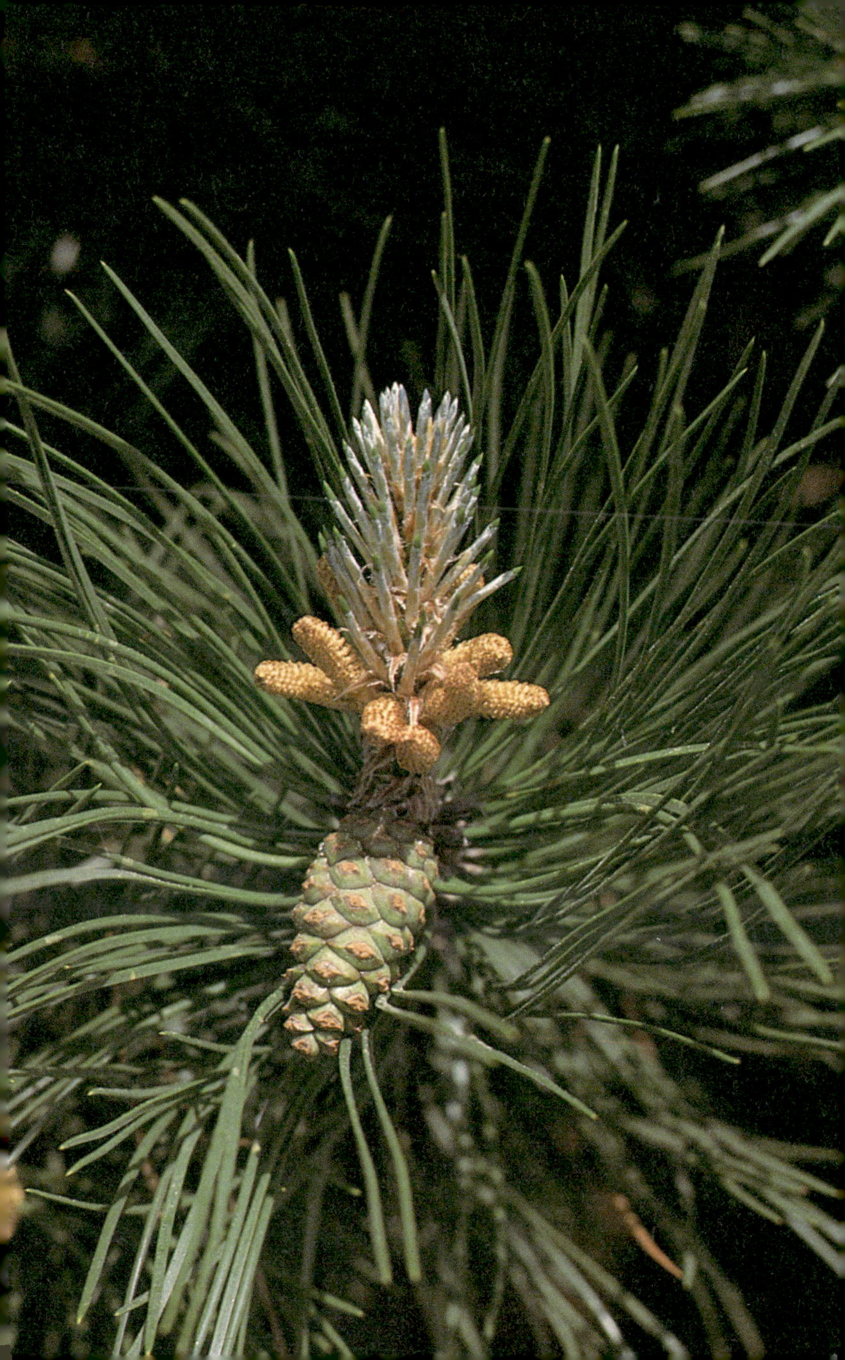

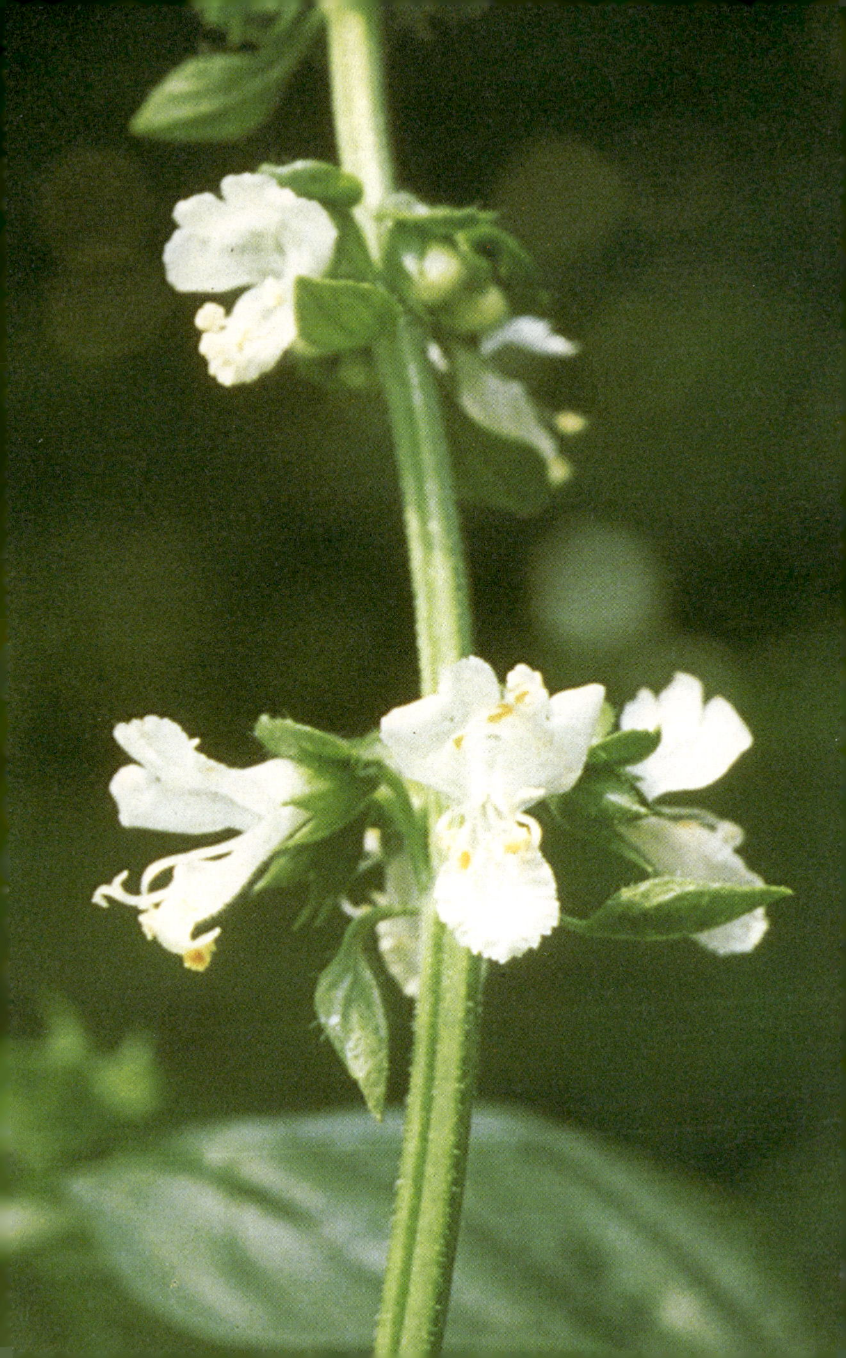

Sexualität und Intimität

Basil *Basilikum (Abb. linke Seite)*

Wenn es in einer Beziehung Konflikte durch extrem gegensätzliche Ansichten gibt, ist Basil eine hilfreiche Essenz. Basil hilft, einen gesunden Mittelweg zwischen den Extremen zu finden, vor allem, wenn es um Sexualität geht. In Verbindung mit Basil findet man häufig die Ansicht, daß aktive Sexualität eine spirituelle Entwicklung ausschließt. Diese Haltung entsteht oft durch die Orientierung an geistig hochstehenden Persönlichkeiten, die ganz der sexuellen Betätigung entsagt haben. Dadurch beschneidet man sich wichtiger Erfahrungen, ohne innerlich reif dafür zu sein. Basil unterstützt ein Paar, Spiritualität und Sexualität in ihrer Liebesbeziehung harmonisch zu vereinen. Diese Essenz hilft, unbewußte Konflikte über die Sexualität aufzudecken.

Manzanita *Weiße Bärentraube*

Manzanita ist angezeigt, wenn Menschen unter einer tiefen Abneigung gegenüber allem Körperlichen leiden. Aus einer religiös-asketischen Lebenshaltung heraus lehnen sie ihren Körper als unheilig und sündig ab. Manche haben auch eine extrem körperfeindliche Erziehung hinter sich und fühlen sich unwohl und belastet durch den Körper.

Viele Menschen empfinden ihren Körper als häßlich, weil er nicht den gängigen Schönheitsidealen entspricht, und trauen sich deshalb nicht, auf andere zuzugehen. Manzanita hilft, den Körper als Wohnung von Seele und Geist anzunehmen und auch die körperlichen Bedürfnisse nach Nahrung und Pflege ernst zu nehmen.

Calla Lily *Calla (Abb. rechte Seite)*

Calla Lily ist eine wichtige Essenz, wenn Verwirrung und Orientierungslosigkeit über die sexuelle Zugehörigkeit bestehen. Oft handelt es sich um Frauen, deren Eltern sie wie einen Jungen behandelten und umgekehrt. Andere entdekken erst nach vielen Jahren ihre homosexuellen Neigungen und trauen sich nicht zu dieser Seite ihrer Persönlichkeit zu stehen. Calla Lily fördert eine ausgeglichene Entwicklung der Sexualität und hilft, sich selbst liebevoll anzunehmen.

Auch in den Wechseljahren harmonisiert und lindert Calla Lily die hormonellen Veränderungen, wenn weibliche und männliche Anteile in der Persönlichkeit näher zusammenrücken.

Hibiscus *Eibisch*

Hibiscus hilft vor allem Frauen, die sich von ihrer Sexualität abgeschnitten fühlen und Schwierigkeiten haben, Wärme und Hingabe in einer sexuellen Begegnung zu entwickeln. Diese Frauen wirken oft eher männlich oder

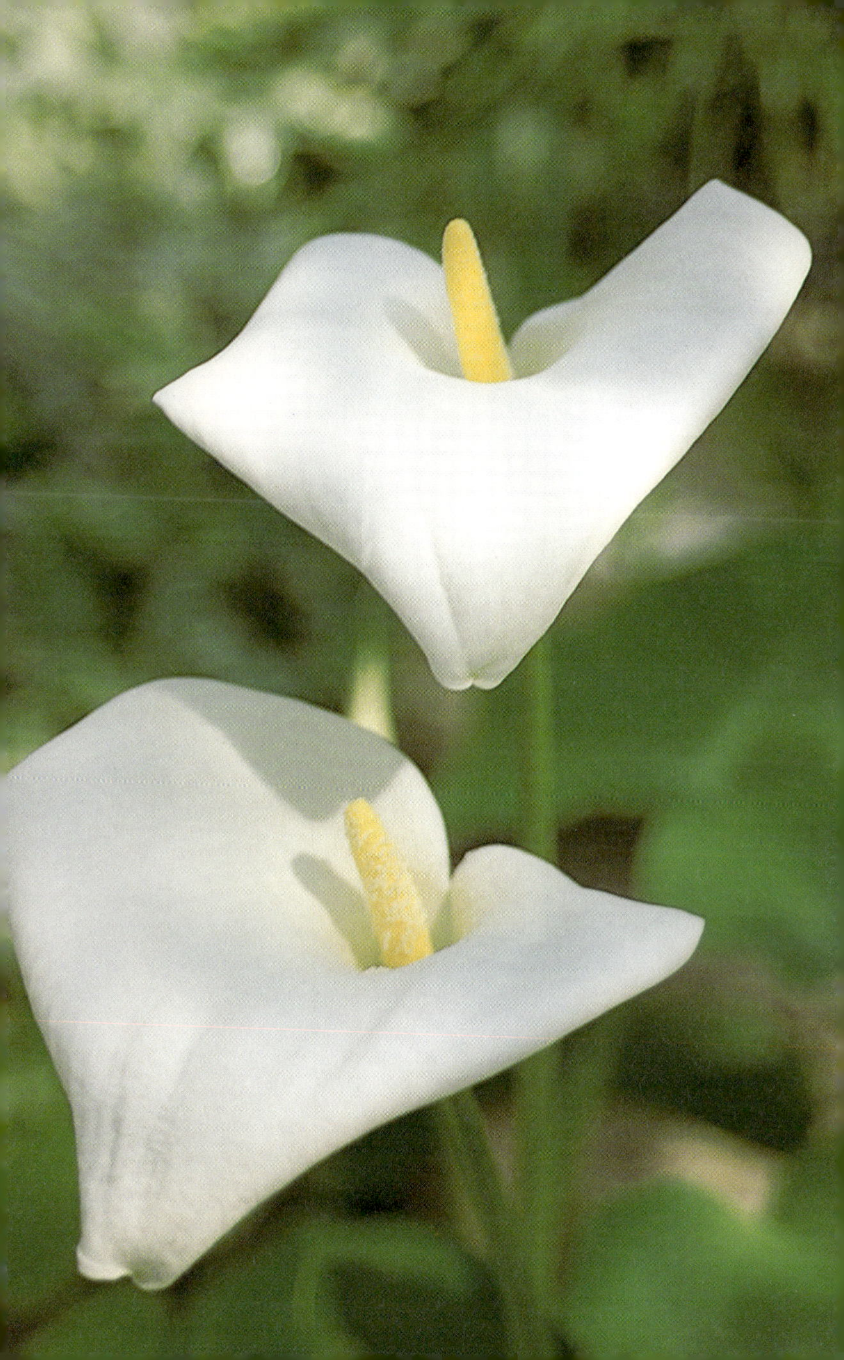

androgyn, verursacht durch eine Überidentifikation mit einer männlich orientierten Arbeitswelt, in der sie sich bewegen.

Aber auch für Männer, denen es an Wärme und Empfindsamkeit in der Sexualität fehlt, kann Hibiscus eine Unterstützung sein.

California Pitcher Plant *Kalifornische Schlauchpflanze*
(Abb. rechte Seite)

Diese Essenz behandelt den Konflikt zwischen Intellekt und instinktiven Triebkräften. Einerseits kann es sich dabei um Menschen handeln, die den verstandesmäßigen Teil stark überbetonen und jegliche triebhaften Elemente in sich verneinen und als niedrig und tierisch ablehnen. Sie machen häufig einen etwas blutarmen Eindruck.

Auf der anderen Seite behandelt Cal. Pitcher Plant auch Menschen, die nur in ihren Trieben leben und nach sofortiger Befriedigung verlangen. Das zeigt sich in einem exzessiven Intimleben mit häufig wechselnden Partnern bis hin zur Sex-Sucht.

In beiden Fällen gleicht diese Essenz die einseitige Entwicklung aus und ermöglicht eine harmonische Integration von intellektuellen und instinktiven Teilen in uns.

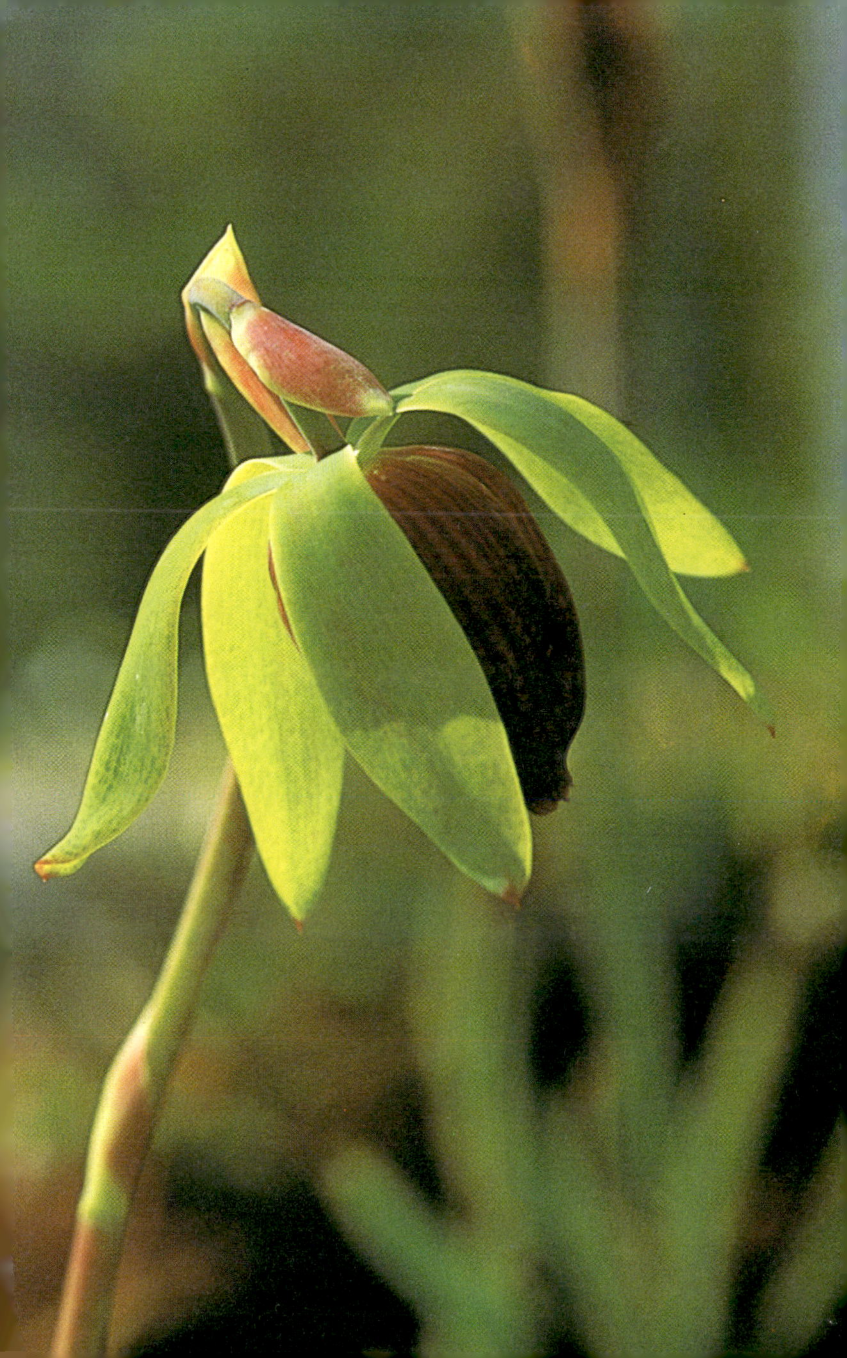

Sticky Monkeyflower *Klebrige Gauklerblume*
(Abb. rechte Seite)

Sticky Monkeyflower hilft Menschen, die große Angst vor intimen Begegnungen mit anderen und vor Sexualität haben. Meistens entstehen solche Ängste durch sexuellen Mißbrauch, aber auch Menschen, die sich körperlich unattraktiv und sexuell unzulänglich fühlen, meiden einen intensiveren Kontakt zu anderen Menschen. Sticky Monkeyflower stellt wieder eine Verbindung zwischen Liebe und Sexualität her und hilft, traumatische Erlebnisse zu verarbeiten.

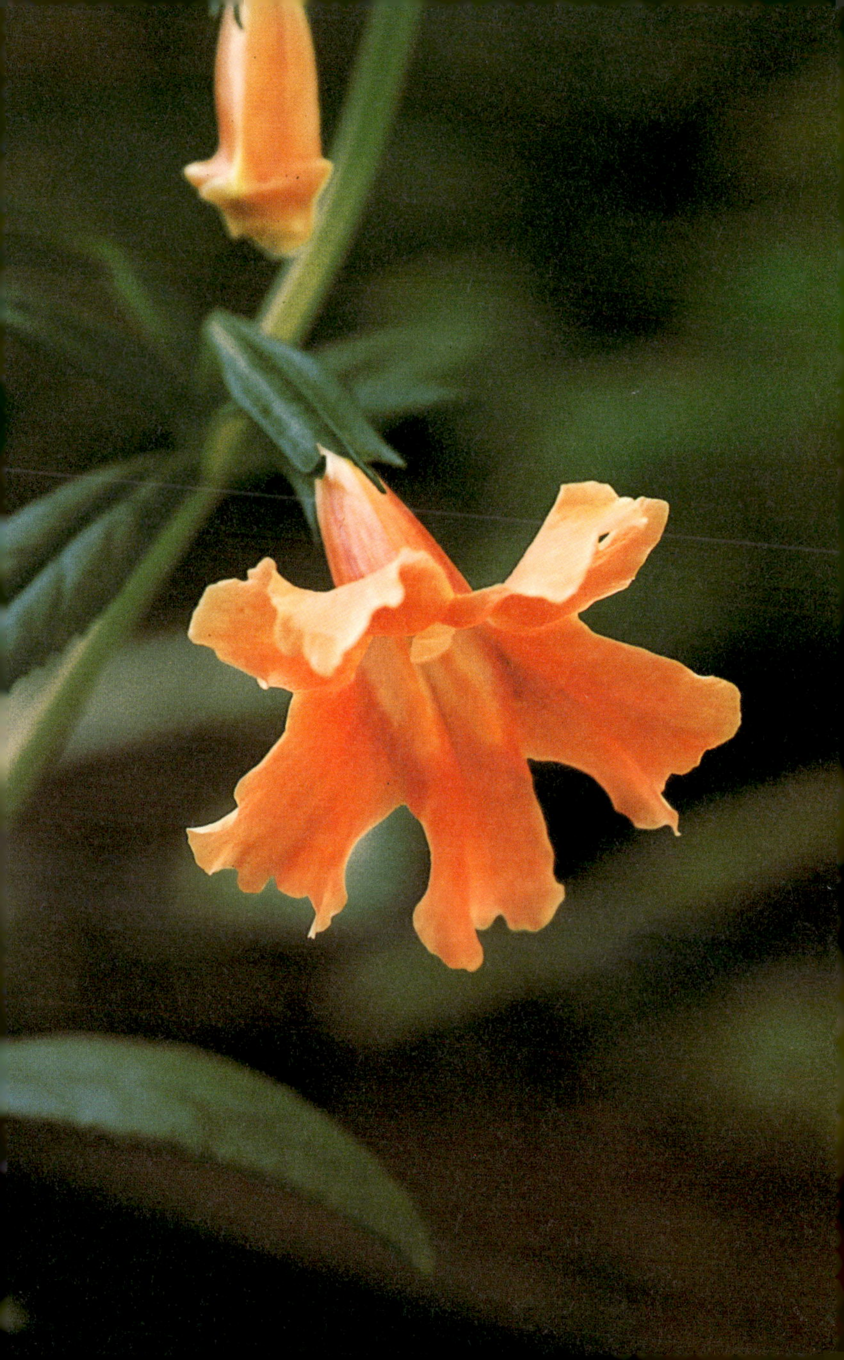

Überblick

In dieser Übersicht werden auch Essenzen genannt, die im vorderen Teil nicht ausdrücklich besprochen sind.

Abstand/Distanz

Bleeding Heart bei D.losigkeit, für »klebrige« Beziehungen

Mallow traut sich nicht, den A. zu überwinden, Freundschaftsessenz

Red Clover hilft, A. zu bewahren, bei heftigen Emotionsausbrüchen

Water Violet für distanzierte Menschen, die schwer Kontakt finden

Aggressionen

Centaury vermeidet A., will lieb zu anderen sein

Holly bei Wut, Haß und Zorn, für die »Faust in der Tasche«

Mountain Pride bei »Kopf im Sand«-Mentalität, geht A. und Konflikten aus dem Weg

Scarlet Monkeyflower hat Angst vor heftigen Gefühlen und unterdrückt Wut und Zorn

Sunflower bei A. und Selbstgefälligkeit, Konflikt mit dem Vater

Tiger Lily für aggressive, kampflustige Menschen, bei Machoverhalten

Auseinandersetzungen

Agrimony	überspielt A. und Ärger durch Witz und aufgesetzte Fröhlichkeit
Centaury	fürchtet sich vor A., will geliebt und anerkannt werden
Mountain Pride	geht jeder A. aus dem Weg, konfliktscheu
Tansy	vermeidet A. aus Trägheit und Bequemlichkeit
Tiger Lily	nimmt jede Gelegenheit zu A. wahr, liebt den Kampf
Water Violet	empfindet A. mit anderen als lästig und anstrengend, Einzelgänger

besitzergreifend

Bleeding Heart	überidentifiziert sich mit dem Partner, sehr b.
Chicory	»overprotecting«, erdrückende b.e Liebe
Heather	kann nicht allein sein, braucht sehr viel Zuwendung
Trillium	betrachtet den Partner als seinen Besitz, Machtkämpfe

Beziehungsprobleme

Agrimony	überspielt Probleme und Sorgen, zeigt seine inneren Gefühle nicht

Basil	bei gegensätzlichen Ansichten über Sexualität und Spiritualität
Bleeding Heart	bei einengenden Beziehungen und Liebeskummer
Calendula	bei verletzender Ausdrucksweise, bringt Klarheit in verbale Auseinandersetzungen
Chicory	wenn man andere zu sehr an sich bindet, Unfähigkeit loszulassen
Deer Brush	Konflikt zwischen Kopf und Herz, Unzuverlässigkeit
Holly	bei Neid, Haß, Eifersucht, fördert gegenseitiges Verständnis
Mariposa Lily	wenn man sich ungeliebt und nicht angenommen fühlt
Penstemon	gibt Mut und Kraft in schweren Krisen
Shooting Star	bei Kontaktarmut und Entfremdung
Sticky Monkeyflower	Angst vor Intimität, bei sexuellem Trauma
Sunflower	bei schwierigen Beziehungen zu Männern, für harmonische Männlichkeit
Sweet Pea	hat Angst vor Bindungen und sozialer Verantwortung
Water Violet	Einzelgänger, wirkt distanziert und verschlossen

Ehrlichkeit

Agrimony	verbirgt seine wahren Gefühle hinter einer fröhlichen, unbesorgten Maske
Black-Eyed Susan	hilft, sich mit seinen dunklen Seiten auseinanderzusetzen
Calif. Pitcher Plant	Konflikt zwischen Intellekt und Instinkt
Deer Brush	wenn Handeln und Gefühl nicht übereinstimmen
Fuchsia	übertreibt und dramatisiert Gefühle, überspielt negative Emotionen
Mullein	bei Unaufrichtigkeit und Falschheit
Sagebrush	hängt an einem überholten Selbstbild, hängt an der Vergangenheit

Eifersucht

Bleeding Heart	klammert sich an den Partner, bei übersteigerter Verlustangst
Holly	bei E., Neid, Haß, Zorn
Mimulus	bei Verlustangst
White Chestnut	bei immer wiederkehrenden negativen, mißtrauischen Gedanken

Freundschaft

Mallow	hilft, Zuneigung und Liebe zu zeigen, um Barrieren zu überwinden

Goldenrod	sucht Kontakt über negatives, anstößiges Verhalten
Water Violet	für distanzierte Menschen, die niemanden in ihre Nähe lassen

Fröhlichkeit

Agrimony	bei gespielter F., verdrängt seine Sorgen, Suchtgefahr
Fuchsia	übertriebene F., Neigung zu Hysterie
Zinnia	ernste, vernünftige Menschen, fördert F. und Humor

Gewalttätigkeit

Cherry Plum	dreht leicht durch, bei starken inneren Spannungen
Calif. Pitcher Plant	ständig auf der Suche nach Triebbefriedigung – auch mit Gewalt
Holly	bei unterdrückter Wut, Haß
Impatiens	für ungeduldige, aufbrausende Menschen
Sunflower	bei unausgewogener Männlichkeit, schwankt zwischen G. und Selbstverleugnung
Vine	bei Jähzorn, tyrannisch, zwingt seinen Willen anderen auf

Kommunikation

Calendula	bei scharfer, verletzender Sprache, bringt Liebe und Wärme in die K., läßt die versteckte Botschaft hinter den Worten anderer hören
Deer Brush	Handlung und Aussage widersprechen sich, für Klarheit der Absichten
Scarlet Monkeyflower	um heftige Gefühle wie Wut und Zorn ausdrücken zu können
Water Violet	für stille Menschen, die nicht über Gefühle und Bedürfnisse sprechen können

Konflikt

Agrimony	vermeidet K., übertrieben lustig
Basil	K. zwischen Spiritualität und Sexualität
Calendula	K. durch verletzende Ausdrucksweise, man trifft nicht den richtigen Ton
Holly	stärkt das gegenseitige Verständnis
Goldenrod	K. durch auffällig negatives Verhalten
Calif. Pitcher Plant	K. zwischen Verstand und Instinkt
Deer Brush	K. zwischen Herz und Verstand, Handlung widersprüchlich zum Gefühl
Scleranthus	Stimmungsschwankungen, unentschlossen, hin- und hergerissen

Liebe

Bleeding Heart	bei Liebeskummer, bei einengenden Beziehungen
Chicory	fördert L. ohne Bedingungen, Loslassen
Golden Ear Drops	kann sich nicht auf neue Beziehungen einlassen – aufgrund traumatischer Erfahrungen
Holly	fördert die L. und die Selbstannahme
Mallow	kann L. und Zuneigung nicht zeigen
Mariposa Lily	kann die L. anderer nicht annehmen, fühlt sich ungeliebt und ausgestoßen
Quince	wenn man L. als unnötigen Gefühlskram abtut
Sticky Monkeyflower	verbindet Sexualität und L., bei Angst vor Intimität

Maske

Agrimony	spielt den Clown, verbirgt Probleme hinter einer M.
Fuchsia	hyperemotional, überspielt wahre Gefühle, Neigung zum Drama
Goldenrod	überspielt Unsicherheit mit negativem, abstoßendem Verhalten
Mullein	bei Unaufrichtigkeit, läßt sich nicht festlegen
Pretty Face	achtet sehr auf äußere Schönheit, trägt eine kosmetische M.

Sagebrush	hängt an einem alten Selbstbild, steht nicht zu seiner Entwicklung

Midlife-Crisis

Calla Lily	erleichtert sexuelle Neuorientierung und Veränderungen
Mustard	bei Depressionen ohne erkennbare Ursache
Pretty Face	bei Angst vor dem Älterwerden, hängt an einem jugendlichen Schönheitsideal
Sagebrush	spielt eine nicht mehr zeitgemäße Rolle, steht nicht zu sich
Tiger Lily	bei Einsamkeit durch Machoverhalten und Ellbogenmentalität
Walnut	erleichtert den Übergang in einen neuen Lebensabschnitt
Wild Oat	bei Ziellosigkeit, hilft, den Lebensweg zu finden

Mißbrauch

Aspen	bei verdrängten, oft unerklärlichen Ängsten
Angelica	gibt Schutz und Geborgenheit in Krisen
Dogwood	Pessimist durch traumatische Kindheitserfahrungen

Hibiscus	wenn Frauen durch M. hart und empfindungslos geworden sind
Star of Bethlehem	Schockessenz! Bei seelischem oder körperlichem Trauma
Sticky Monkeyflower	bei Furcht vor Sexualität nach M. und Trauma

Scheidung

Bleeding Heart	bei Kummer und Trauer über den Verlust eines geliebten Menschen
Honeysuckle	Glorifizierung und Sehnsucht nach der Vergangenheit
Penstemon	gibt Kraft und Durchhaltevermögen in großen Lebenskrisen
Star of Bethlehem	löst Schockerlebnisse, bei großer Seelennot
Sweet Chestnut	bei Verzweiflung, wenn die Grenzen des Erträglichen erreicht sind
Wild Oat	hilft bei Neuorientierung und wichtigen Entscheidungen
Willow	bei Verbitterung und Selbstmitleid

Vergeben

Holly	fördert gegenseitiges Verständnis und V.
Pine	bei Schuldgefühlen und Selbstanklagen, hilft, sich die eigenen Fehler zu vergeben

Anhang

Literatur

Zum Thema Partnerschaft und Sexualität:

Lonnie Barbach/David L. Geisinger: Zusammenleben wäre eine gute Alternative, E. Kabel Verlag, 1993

Rudolf Dreikurs: Die Ehe – eine Herausforderung, dtv, München 1993

John Gray: Männer sind anders. Frauen auch, Goldmann, München 1992

Bert Hellinger: Die Ordnungen der Liebe, Carl Auer Verlag, Heidelberg 1994

Hans Jelouschek: Im Irrgarten der Liebe, Kreuz Verlag, Zürich 1991

-: Die Kunst als Paar zu leben, Kreuz Verlag, Zürich 1993

Alexander Lowen: Liebe, Sex und dein Herz, rororo, Reinbek 1993

-: Bioenergetik für jeden, Goldmann Verlag, München 1991

Michael Lukas Moeller: Die Wahrheit beginnt zu zweit, Rowohlt, Reinbek 1988

Carl R. Rogers: Partnerschule, Fischer Verlag, Frankfurt a. M. 1992

Richard Rohr: Der wilde Mann, Claudius Verlag, München 1988

Peter Schellenbaum: Das Nein in der Liebe, dtv, München 1986

Zum Thema Blütentherapie:

Dirk Albrodt: Gesund durch Blütenessenzen, Laredo Verlag, München 1990

Edward Bach: Blumen, die durch die Seele heilen, Hugendubel, München 1978

-: Gesammelte Werke, Aquamarin Verlag, Grafing 1988

Edward Bach/ Jens-Erik R. Petersen: Heile dich selbst mit den Bach-Blüten, Knaur Verlag, München 1988

Julian Barnard: Blüten für die Seele, Integral Verlag, Wessobrunn 1987

-: Das Bachblüten-Wunder, Heyne Verlag, München 1989

Götz Blome: Mit Blumen heilen, H. Bauer Verlag, Freiburg 1990

-: Das neue Bach-Blüten-Buch, H. Bauer Verlag, Freiburg 1992

Philipp M. Chancellor: Handbuch der Bach-Blüten, Aquamarin Verlag, Grafing 1988

Anette Frankenberger: Die Kalifornischen Blütenessenzen, Knaur, München 1993

Beate Helm: Die Heilkräfte der Kalifornischen Blütenessenzen, Aquamarin Verlag, Grafing 1990

Judy Howard: Bach-Blütentherapie für Frauen, Aurum Verlag, Braunschweig 1994

Richard Katz & Patricia Kaminski: Flower Essence Repertory, Revised and Expanded Edition, Nevada City 1994

Dietmar Krämer/Helmut Wild: Neue Therapien mit Bach-Blüten, Bd. 1–3, Ansata Verlag, Interlaken 1990

Ilse Maly: Blüten als Chance und Hilfe, Selbstverlag, Salzburg 1991

Beatrice C. Müller/Siegfried Köpfer: Blütenbilder – Seelenbilder, Aurum Verlag, Braunschweig 1991
Mechthild Scheffer: Bach-Blütentherapie, Hugendubel, München 1981
-: Erfahrungen mit der Bach-Blütentherapie, Hugendubel, München 1984
Mechthild Scheffer/Wolf-Dieter Storl: Die Seelenpflanzen des Edward Bach, Hugendubel, München 1991
Sigrid Schmidt: Bach-Blüten für Kinder, Gräfe und Unzer, München 1994
Nora Weeks: Edward Bach, Hugendubel, München 1988
Nora Weeks/Victor Bullen: 38 Bach Original Blütenkonzentrate, Jungjohann Verlag, Stuttgart 1992

Bildnachweis

Die Abbildungen in diesem Buch stammen von W. Becker (Seite 13, 32, 39), Mauritius Bildagentur (Seite 4, 24) und M. Warnck (Seite 18, 22). Alle übrigen Abbildungen stammen von A. Frankenberger. Sämtliche Rechte verbleiben bei den Urhebern.

Bezugsquellen für Blütenessenzen:

LF-Naturprodukte	Treenering 105 Postfach 22 D-24851 Eggebek Tel. 04609/1526 Fax: 04609/1535
Drogerie Wimmer	St.-Berthold-Allee 23 A-4451 Garsten Tel. 0043/7252/53131 Fax: 0043/7252/531316
Chrüter-Drogerie Egger	Unterstadt 28 CH-8200 Schaffhausen Tel. 0041/53/245030 Fax: 0041/53/246457
Flower Essence Society »FES«	Richard Katz und Patricia Kaminski Box 1769 Nevada City USA-95959 California
MILAGRA AG	CH-Stüsslingen Tel. 0041/62/1557500 und 0041/62/482120 (Auskunft) Fax: 0041/62/482727 in Deutschland: Tel. gratis: 0130/814139 in Österreich: Tel. gratis: 0660/8195 Fax: 050/62/482727 in Spanien (Hauptsitz): Los Banos de Saladaviciosa Tel. 0034/56/687292

Index